Yoga du Visage

Secrets pour une Beauté Naturelle Éclatante en 5 minutes par jour

Harmony Edition

Table des matières

Chapitre 1 : Introduction au Yoga du Visage

1 : Qu'est-ce que le Yoga du Visage ?

Le Yoga du Visage, également connu sous le nom de yoga facial, est une méthode holistique qui vise à revitaliser, tonifier et rajeunir la peau du visage par le biais d'exercices spécifiques, de massages et de postures. Inspiré des principes du yoga traditionnel, le yoga facial ne se limite pas à une simple gymnastique faciale ; il englobe une approche globale du bien-être physique, émotionnel et spirituel.

Au cœur du Yoga du Visage se trouve la conviction que notre visage reflète non seulement notre état physique, mais aussi notre état émotionnel et mental. Chaque expression, chaque ligne et chaque contour du visage est le reflet de nos émotions, de nos expériences et de notre santé globale. En comprenant cette connexion profonde entre le visage et le bien-être intérieur, le yoga facial propose une approche intégrée pour harmoniser et équilibrer notre visage et notre esprit.

La pratique du Yoga du Visage repose sur une série d'exercices simples mais efficaces qui ciblent spécifiquement les muscles du visage, stimulant ainsi la circulation sanguine et lymphatique, et favorisant la production de collagène et d'élastine, deux protéines essentielles à la jeunesse et à la fermeté de la peau. Ces exercices sont souvent complétés par des techniques de massage et des postures de relaxation qui contribuent à détendre les muscles du visage, à réduire les tensions et à favoriser une sensation de bien-être global.

L'un des principaux avantages du Yoga du Visage est sa capacité à offrir des résultats visibles et durables sans recourir à des interventions chirurgicales ou à des traitements cosmétiques invasifs. En pratiquant régulièrement ces exercices et techniques, vous pouvez vous attendre à une amélioration significative de la texture de la peau, à un teint plus éclatant, à des contours du visage plus définis et à une réduction visible des signes de l'âge, tels que les rides, les ridules et le relâchement cutané.

Mais le Yoga du Visage va au-delà de l'amélioration esthétique de la peau. En intégrant cette pratique à votre quotidien, vous découvrirez également une augmentation de la confiance en soi, une réduction du stress et de l'anxiété, une amélioration de la qualité du sommeil et une sensation générale de bien-être et d'équilibre. En effet, en prenant soin de votre visage, vous prenez également soin de votre esprit et de votre âme, créant ainsi un équilibre harmonieux entre le corps, l'esprit et l'environnement qui vous entoure.

En conclusion, le Yoga du Visage représente une approche innovante et naturelle pour préserver et améliorer la beauté et la santé de notre visage. En combinant des exercices ciblés, des techniques de massage et des postures de relaxation, cette méthode holistique offre une solution complète et intégrée pour revitaliser, tonifier et rajeunir la peau du visage, tout en favorisant un bien-être global et un équilibre harmonieux entre le corps, l'esprit et l'âme.

<u>2 : Histoire et origines du yoga facial</u>

Les origines du yoga facial remontent à plusieurs millénaires, s'inspirant des traditions ancestrales de l'Inde et de la Chine. Ces civilisations anciennes ont compris très tôt l'importance de maintenir un équilibre entre le corps, l'esprit et l'âme pour préserver la santé et la beauté. Le yoga facial s'est développé au fil du temps, intégrant des techniques et des connaissances issues de diverses traditions et pratiques, pour devenir la méthode holistique que nous connaissons aujourd'hui.

En Inde, berceau du yoga traditionnel, le concept de prise de conscience corporelle et d'équilibre énergétique est profondément ancré dans la culture et la spiritualité. Les anciens yogis ont développé des techniques spécifiques pour stimuler les points d'acupuncture du visage, favoriser la circulation de l'énergie vitale (ou "prana") et équilibrer les doshas, ou forces vitales, afin de préserver la jeunesse et la vitalité du visage. Ces pratiques ancestrales ont été transmises de génération en génération, enrichies et adaptées au fil du temps, donnant naissance au yoga facial tel que nous le connaissons aujourd'hui.

En Chine, la médecine traditionnelle chinoise (MTC) a également joué un rôle clé dans le développement du yoga facial. La MTC considère que le visage est le miroir de l'état de santé général de l'individu et que chaque zone du visage est en relation avec un organe ou une fonction spécifique du corps. En utilisant des techniques de massage, d'acupression et de stimulation des points réflexes du visage, les praticiens de la MTC ont développé des méthodes spécifiques pour améliorer la circulation sanguine et lymphatique, éliminer les toxines, et rééquilibrer l'énergie vitale, contribuant ainsi à prévenir et à atténuer les signes de l'âge et du stress.

Au fil des siècles, le yoga facial a continué à évoluer, s'enrichissant de nouvelles techniques et influences provenant de diverses traditions et cultures à travers le monde. Avec l'avènement de la médecine moderne et des recherches scientifiques, de nombreux experts en beauté, en bien-être et en santé ont commencé à reconnaître les bienfaits du yoga facial et à développer des programmes spécifiques pour répondre aux besoins et aux préoccupations de la société contemporaine.

Aujourd'hui, le yoga facial est devenu une pratique reconnue et appréciée à l'échelle mondiale, intégrant des éléments de yoga traditionnel, de MTC, de physiothérapie, de dermatologie et de bien-être holistique. De nombreux spas, centres de bien-être, studios de yoga et professionnels de la santé proposent des cours, des ateliers et des programmes spécifiques de yoga facial, permettant à chacun de découvrir et de bénéficier des merveilleux effets de cette méthode ancestrale sur la beauté et la santé du visage.

En conclusion, les origines du yoga facial sont profondément enracinées dans les traditions et les pratiques ancestrales de l'Inde et de la Chine, où l'équilibre entre le corps, l'esprit et l'âme est au cœur de la philosophie de vie. En combinant des techniques de prise de conscience corporelle, de massage, d'acupression et de stimulation énergétique, le yoga facial offre une approche holistique et intégrée pour préserver et améliorer la beauté, la santé et le bien-être du visage, tout en favorisant un équilibre harmonieux entre le corps, l'esprit et l'âme.

3 : Les principes fondamentaux du yoga facial

Le yoga facial repose sur plusieurs principes fondamentaux qui guident sa pratique et en définissent l'essence. Ces principes, inspirés des traditions ancestrales de l'Inde et de la Chine, ainsi que des connaissances modernes en physiologie et en bien-être, permettent de comprendre et d'apprécier pleinement les bénéfices de cette méthode holistique pour la beauté et la santé du visage.

1. La Conscience Corporelle :

La prise de conscience corporelle est au cœur du yoga facial. Il est essentiel de développer une connexion profonde avec son visage, de comprendre l'anatomie et la physiologie des muscles, des tissus et de la circulation sanguine du visage pour pratiquer efficacement le yoga facial. Cette conscience corporelle permet d'adapter les exercices et les techniques à chaque individu, en fonction de ses besoins, de ses spécificités physiologiques et de ses préoccupations esthétiques.

2. La Respiration :

Comme dans toute pratique de yoga, la respiration joue un rôle crucial dans le yoga facial. Une respiration profonde, contrôlée et consciente permet d'oxygéner les cellules, de favoriser la détente musculaire et de stimuler la circulation sanguine et lymphatique. En intégrant des techniques de respiration spécifiques lors des exercices de yoga facial, il est possible d'amplifier les effets bénéfiques, de réduire les tensions et de favoriser une sensation de bien-être global.

3. La Pratique Régulière :

La clé du succès en yoga facial réside dans la régularité de la pratique. Quelques minutes consacrées chaque jour à ces exercices spécifiques suffisent pour observer des résultats significatifs sur la texture de la peau, l'éclat du teint et la tonicité des muscles du visage. La pratique régulière permet également de renforcer la mémoire musculaire, facilitant ainsi l'exécution des exercices au fil du temps et maximisant les bienfaits sur la beauté et la santé du visage.

4. L'Adaptabilité :

Chaque individu est unique, avec des besoins, des préoccupations esthétiques et des spécificités physiologiques qui lui sont propres. Le yoga facial est une méthode adaptable qui peut être personnalisée en fonction de chaque personne. Il est important d'écouter son corps, d'ajuster les exercices et les techniques en fonction des sensations ressenties, et de consulter un professionnel ou un expert en yoga facial pour bénéficier de conseils personnalisés et optimiser les résultats.

5. L'Intégration Holistique :

Le yoga facial est une pratique holistique qui englobe le bien-être physique, émotionnel et spirituel. En intégrant des techniques de massage, d'acupression, de stimulation énergétique, ainsi que des éléments de méditation et de relaxation, le yoga facial offre une approche complète et intégrée pour préserver et améliorer la beauté, la santé et le bien-être du visage. Cette approche holistique favorise un équilibre harmonieux entre le corps, l'esprit et l'âme, contribuant ainsi à une sensation de bien-être global et à une beauté naturelle et éclatante.

En conclusion, les principes fondamentaux du yoga facial définissent et guident la pratique de cette méthode holistique pour la beauté et la santé du visage. En développant une conscience corporelle, en intégrant la respiration, en pratiquant régulièrement, en adaptant la méthode à chaque individu et en favorisant une approche holistique, le yoga facial offre une solution complète et efficace pour revitaliser, tonifier et rajeunir la peau du visage, tout en favorisant un bien-être global et un équilibre harmonieux entre le corps, l'esprit et l'âme.

4 : Les Bienfaits du Yoga du Visage

Le Yoga du Visage, grâce à ses techniques spécifiques et à son approche holistique, offre une multitude de bienfaits pour la beauté, la santé et le bien-être global du visage. Voici quelques-uns des principaux avantages que vous pouvez attendre de la pratique régulière du yoga facial :

1. Amélioration de la Texture de la Peau :

Les exercices de yoga facial stimulent la production de collagène et d'élastine, deux protéines essentielles à la jeunesse et à la fermeté de la peau. En renforçant la structure cutanée, le yoga facial aide à améliorer la texture de la peau, à réduire les imperfections et à favoriser un teint plus lisse et plus éclatant.

2. Réduction des Signes de l'Âge :

En améliorant la circulation sanguine et lymphatique, le yoga facial contribue à atténuer les rides, les ridules et le relâchement cutané. Les exercices ciblés et les techniques de massage aident à tonifier les muscles du visage, à rehausser les contours et à prévenir les signes de vieillissement prématuré, offrant ainsi une alternative naturelle et efficace aux traitements cosmétiques invasifs.

3. Tonicité Musculaire Améliorée :

Tout comme les muscles du corps, les muscles du visage peuvent être tonifiés, renforcés et sculptés grâce à une pratique régulière du yoga facial. En ciblant spécifiquement les muscles faciaux, les exercices de yoga facial permettent de rehausser les contours du visage, de redéfinir l'ovale et de restaurer la fermeté et la tonicité de la peau.

4. **Diminution des Tensions et du Stress :**

Le yoga facial intègre des techniques de relaxation, de respiration et de méditation qui favorisent la détente musculaire, réduisent les tensions et apaisent l'esprit. En pratiquant le yoga facial, vous pouvez bénéficier d'une sensation de bien-être profond, d'une diminution du stress et de l'anxiété, et d'une amélioration de la qualité du sommeil, contribuant ainsi à une beauté naturelle et éclatante de l'intérieur vers l'extérieur.

5. **Augmentation de la Confiance en Soi :**

En prenant soin de votre visage et en observant les améliorations positives au fil du temps, vous pouvez développer une meilleure estime de vous-même et une confiance en soi renforcée. Le yoga facial vous invite à vous connecter avec votre visage, à l'accepter tel qu'il est et à célébrer sa beauté naturelle, contribuant ainsi à une sensation de bien-être, d'épanouissement et d'harmonie intérieure.

6. **Approche Naturelle et Respectueuse de la Peau :**

Contrairement aux traitements cosmétiques agressifs et aux interventions chirurgicales, le yoga facial est une méthode douce, non invasive et respectueuse de la physiologie naturelle de la peau. En pratiquant régulièrement ces exercices simples et efficaces, vous favorisez le renouvellement cellulaire, améliorez l'élasticité de la peau et atténuez les signes de l'âge, tout en préservant la santé et l'intégrité de votre peau.

En conclusion, le Yoga du Visage est une pratique holistique qui offre une multitude de bienfaits pour la beauté, la santé et le bien-être du visage. En améliorant la texture de la peau, en réduisant les signes de l'âge, en tonifiant les muscles du visage, en diminuant les tensions et le stress, en augmentant la confiance en soi, et en adoptant une approche naturelle et respectueuse de la peau, le yoga facial permet de revitaliser, de rajeunir et de sublimer la beauté naturelle du visage, tout en favorisant un équilibre harmonieux entre le corps, l'esprit et l'âme.

Chapitre 2 : Comprendre la peau et son vieillissement

1 : Structure de la peau : épiderme, derme, etc.

La peau est un organe complexe et multifonctionnel qui joue un rôle essentiel dans notre protection contre les agressions extérieures, la régulation thermique, la perception sensorielle et la communication sociale. Pour comprendre comment prendre soin de notre peau et préserver sa santé, sa beauté et sa vitalité, il est crucial de connaître sa structure anatomique et fonctionnelle.

1. L'épiderme : la première ligne de défense

L'épiderme est la couche externe de la peau, celle que nous voyons et touchons. Il est composé de plusieurs couches de cellules kératinisées qui se renouvellent constamment pour protéger la peau des agressions extérieures, réguler la perte d'eau et maintenir l'équilibre hydrique de la peau.

Stratum corneum : c'est la couche la plus externe de l'épiderme, composée de cellules mortes kératinisées. Elle joue un rôle de barrière protectrice contre les infections, les irritations et les agressions extérieures, tout en régulant la perte d'eau et en préservant l'hydratation de la peau.

Stratum granulosum, stratum spinosum et stratum basale : ce sont les couches sous-jacentes de l'épiderme, composées de cellules vivantes en constante division et différenciation. Elles assurent le renouvellement cellulaire, la régénération de la peau et la production de mélanine pour protéger la peau contre les rayons UV du soleil.

2. Le derme : le soutien structurel de la peau

Situé sous l'épiderme, le derme est une couche plus épaisse composée de tissus conjonctifs, de fibres élastiques et de collagène. Il assure la fermeté, l'élasticité et la résistance de la peau, tout en soutenant les structures vasculaires, nerveuses et sensorielles de la peau.

Fibres de collagène et d'élastine : elles sont les principales composantes du derme, conférant à la peau sa structure, sa fermeté et son élasticité. Avec l'âge, la production de collagène et d'élastine diminue, entraînant un relâchement cutané, des rides et une perte de tonicité de la peau.

Vaisseaux sanguins, nerfs et glandes : le derme abrite également un réseau dense de vaisseaux sanguins, de terminaisons nerveuses et de glandes sudoripares et sébacées. Ces structures assurent la nutrition, l'oxygénation, la thermorégulation et la communication sensorielle de la peau.

3. L'hypoderme : la réserve énergétique et isolante

L'hypoderme est la couche la plus profonde de la peau, composée principalement de cellules graisseuses (adipocytes). Elle joue un rôle d'isolant thermique, de réserve énergétique et de soutien structurel, tout en protégeant les structures sous-jacentes et en assurant l'ancrage de la peau aux tissus sous-jacents.

En conclusion, la peau est un organe complexe composé de plusieurs couches distinctes, chacune ayant des fonctions spécifiques et essentielles pour maintenir l'intégrité, la fonctionnalité et l'apparence de notre peau. En comprenant la structure de la peau, l'interaction entre ses différentes couches et les processus biologiques qui régissent son fonctionnement, il est possible de mieux appréhender les besoins spécifiques de notre peau, d'adapter notre routine de soins et de prévention, et de préserver sa jeunesse, sa santé et sa beauté naturelle à tout âge.

2 : Les facteurs de vieillissement cutané

Le vieillissement cutané est un processus naturel et inévitable qui survient avec le temps, affectant l'apparence, la texture et la fonctionnalité de notre peau. Toutefois, il existe des facteurs intrinsèques et extrinsèques qui peuvent accélérer ce processus et entraîner des signes de vieillissement prématuré. Comprendre ces facteurs est essentiel pour prendre des mesures préventives et adopter une routine de soins adaptée afin de préserver la jeunesse, la santé et la beauté de notre peau.

1. Facteurs intrinsèques : le vieillissement biologique

Le vieillissement intrinsèque est lié à notre patrimoine génétique et à notre vieillissement biologique naturel. Avec l'âge, plusieurs changements physiologiques affectent la structure, la fonction et l'apparence de notre peau :

<u>Diminution de la production de collagène et d'élastine :</u> ces protéines essentielles pour la fermeté, l'élasticité et la résistance de la peau sont produites en quantités moindres avec l'âge, entraînant un relâchement cutané, des rides et des ridules.

<u>Ralentissement du renouvellement cellulaire :</u> la capacité de la peau à se régénérer et à se réparer diminue, entraînant une accumulation de cellules mortes, un teint terne et une texture irrégulière de la peau.

<u>Perte de densité et de volume :</u> l'atrophie des tissus graisseux et des structures osseuses sous-jacentes entraîne une diminution du volume et du soutien de la peau, contribuant à l'apparition de creux, de reliefs et de modifications des contours du visage.

2. Facteurs extrinsèques : l'influence de notre mode de vie et de notre environnement

Le vieillissement extrinsèque est principalement induit par des facteurs externes et des agressions environnementales auxquels nous sommes exposés quotidiennement.

Ces facteurs accélèrent le vieillissement cutané et peuvent entraîner des dommages irréversibles à notre peau :

<u>Exposition aux rayons UV du soleil</u> : les UV sont l'un des principaux facteurs de vieillissement cutané. Ils induisent la formation de radicaux libres, endommagent l'ADN cellulaire, dégradent le collagène et l'élastine, et entraînent l'apparition de rides, de taches pigmentaires et de relâchement cutané.

<u>Pollution et agressions environnementales</u> : les particules fines, les gaz toxiques, les polluants atmosphériques et les agents irritants présents dans notre environnement peuvent causer des inflammations, des irritations, des déséquilibres cutanés et accélérer le vieillissement de la peau.

<u>Tabagisme, alcool et mauvaises habitudes alimentaires</u> : le tabagisme, la consommation excessive d'alcool, une alimentation déséquilibrée riche en sucres, en graisses saturées et en additifs peuvent perturber l'équilibre cutané, altérer la circulation sanguine, dégrader les fibres de soutien de la peau et favoriser l'apparition de signes de vieillissement prématuré.

En conclusion, le vieillissement cutané est un processus complexe influencé par une combinaison de facteurs intrinsèques et extrinsèques. En comprenant ces facteurs et en identifiant les agressions environnementales, les habitudes de vie et les comportements qui accélèrent le vieillissement de notre peau, il est possible d'adopter des mesures préventives, de modifier notre mode de vie et de choisir des soins adaptés pour ralentir le vieillissement cutané, préserver la jeunesse et la vitalité de notre peau, et sublimer sa beauté naturelle à tout âge.

<u>3 : L'importance de la prévention et des soins adaptés</u>

Prendre soin de sa peau est une démarche quotidienne qui nécessite une attention particulière et une approche personnalisée. Face aux multiples

agressions auxquelles notre peau est exposée quotidiennement, la prévention
et les soins adaptés sont essentiels pour maintenir sa santé, sa beauté et sa
vitalité à long terme. Comprendre l'importance de ces pratiques et intégrer une
routine de soins adaptée à notre type de peau et à nos besoins spécifiques est
primordial pour prévenir les signes de vieillissement prématuré, les
déséquilibres cutanés et les problèmes dermatologiques.

1. La prévention : le premier pas vers une peau saine et protégée

La prévention est la clé d'une peau saine, résistante et protégée contre les
agressions externes et les facteurs de vieillissement. Adopter des habitudes de
vie saines, éviter les expositions prolongées aux rayons UV du soleil, limiter
les agressions environnementales, et adopter une alimentation équilibrée riche
en antioxydants, en vitamines et en minéraux sont des mesures préventives
essentielles pour préserver la jeunesse, la santé et la beauté de notre peau.

Protection solaire quotidienne : l'utilisation d'un écran solaire à large
spectre avec un SPF adapté à notre type de peau et à notre exposition
quotidienne est indispensable pour prévenir les dommages UV, les coups de
soleil, les taches pigmentaires et le vieillissement cutané prématuré.

Hydratation et nutrition : maintenir une bonne hydratation cutanée, nourrir
la peau de l'intérieur avec une alimentation équilibrée et hydrater
régulièrement la peau avec des soins adaptés sont des gestes essentiels pour
renforcer la barrière cutanée, favoriser le renouvellement cellulaire, prévenir
la sécheresse cutanée et maintenir la souplesse, l'élasticité et l'éclat naturel de
la peau.

2. Les soins adaptés : une routine personnalisée pour sublimer la beauté naturelle de la peau

Chaque peau est unique et nécessite des soins spécifiques adaptés à ses besoins, ses préoccupations et son environnement quotidien. Établir une routine de soins adaptée, choisir des produits de qualité, respecter son type de peau, ses sensibilités et ses préférences personnelles sont des étapes essentielles pour obtenir des résultats visibles, durables et harmonieux sur la beauté et la santé de notre peau.

Nettoyage doux et exfoliation régulière : nettoyer la peau quotidiennement avec des produits doux adaptés à son type de peau, exfolier régulièrement pour éliminer les impuretés, les cellules mortes et favoriser le renouvellement cellulaire sont des gestes indispensables pour purifier la peau, prévenir les imperfections, améliorer la texture de la peau et optimiser l'efficacité des soins suivants.

Hydratation, nutrition et protection : choisir des soins hydratants, nutritifs et protecteurs adaptés à son type de peau, ses besoins spécifiques et ses préoccupations esthétiques permet de nourrir, protéger, revitaliser et sublimer la peau au quotidien, en respectant son équilibre naturel, en améliorant sa texture et en révélant sa beauté naturelle.

En conclusion, l'importance de la prévention et des soins adaptés ne doit pas être négligée dans notre routine quotidienne de soins de la peau. En adoptant des habitudes de vie saines, en intégrant une routine de soins personnalisée et en choisissant des produits adaptés à notre type de peau et à nos besoins spécifiques, il est possible de prévenir les problèmes cutanés, de maintenir la santé et la beauté de notre peau, et de révéler son éclat naturel, sa jeunesse et sa vitalité à tout âge.

Chapitre 3 : Les Bases du Yoga du Visage

Le Yoga du Visage est une technique ancestrale qui vise à revitaliser, tonifier et rajeunir la peau du visage en utilisant des exercices spécifiques, des massages et des postures ciblées. En intégrant cette pratique dans votre routine quotidienne de soins de la peau, vous pouvez améliorer la circulation sanguine, stimuler le renouvellement cellulaire, réduire les tensions musculaires, prévenir les signes de vieillissement et sublimer la beauté naturelle de votre visage. Découvrons ensemble les bases du Yoga du Visage pour pratiquer en toute sécurité et établir une routine quotidienne efficace de 5 minutes.

Les différents types d'exercices : étirements, massages, postures

Le Yoga du Visage est une discipline holistique qui englobe divers types d'exercices visant à revitaliser, tonifier et rajeunir la peau du visage. Ces exercices spécifiques, adaptés à chaque zone du visage, agissent en synergie pour stimuler la circulation sanguine, améliorer le tonus musculaire, réduire les tensions, prévenir les signes de vieillissement et sublimer la beauté naturelle de la peau. Découvrons ensemble les trois catégories principales d'exercices du Yoga du Visage : les étirements, les massages et les postures.

1. Étirements faciaux : redonner de l'éclat à votre visage

Les étirements faciaux sont des exercices ciblés qui visent à étirer, tonifier et renforcer les muscles du visage pour améliorer l'élasticité, la fermeté et la souplesse de la peau.

<u>Front et yeux :</u> pour réduire les rides du front et les pattes d'oie, placez vos doigts sur votre front, tirez doucement vers le haut tout en fronçant les sourcils, puis ouvrez les yeux largement et maintenez la tension pendant quelques secondes avant de relâcher.

Joues et sourire : pour raffermir les joues et redessiner l'ovale du visage, souriez largement en étirant les commissures des lèvres vers les oreilles, puis maintenez la position pendant quelques secondes avant de relâcher et de répéter l'exercice.

Lèvres et cou : pour prévenir le relâchement cutané et tonifier le contour des lèvres, prononcez exagérément les voyelles A, E, I, O, U en étirant la bouche et en contractant les muscles du cou et du menton, puis relâchez et répétez l'exercice plusieurs fois.

2. Massages faciaux : régénérez et détendez votre peau

Les massages faciaux sont des gestes doux et circulaires qui stimulent la circulation sanguine, favorisent le drainage lymphatique, éliminent les toxines, oxygènent les tissus cutanés, détendent les muscles et améliorent la texture de la peau.

Front et tempes : pour détendre le front, éliminer les tensions et favoriser la relaxation, réalisez des mouvements circulaires et des pressions douces avec vos doigts sur le front et les tempes, en remontant vers le cuir chevelu et en descendant vers les sourcils.

Joues et contour des yeux : pour revitaliser les joues, atténuer les cernes et les poches sous les yeux, utilisez vos index et vos majeurs pour tapoter délicatement la zone sous les yeux et masser doucement les joues en effectuant des mouvements ascendants vers les oreilles.

Lèvres et cou : pour raffermir le contour des lèvres, prévenir les rides du cou et tonifier la peau, réalisez des mouvements circulaires, des pressions douces et des étirements délicats avec vos pouces et vos index autour des lèvres, du menton et du cou.

3. Postures de relaxation : harmonisez corps et esprit

Les postures de relaxation du Yoga du Visage permettent de détendre les muscles du visage, de réduire les tensions, de favoriser la relaxation mentale et de renforcer la connexion corps-esprit pour sublimer la beauté naturelle de la peau.

Posture de la méditation : asseyez-vous confortablement, fermez les yeux, respirez profondément, relâchez les muscles du visage, détendez-vous et concentrez-vous sur votre respiration pour apaiser l'esprit, revitaliser la peau et harmoniser l'énergie du visage.

Posture du lion : assis ou debout, ouvrez grand la bouche, tirez la langue vers l'extérieur, écartez les yeux, étirez les muscles du visage et relâchez les tensions pour tonifier, stimuler et revitaliser l'ensemble du visage.

Posture du sourire intérieur : imaginez un sourire bienveillant et joyeux à l'intérieur de vous-même, ressentez la chaleur, la lumière et la joie rayonner dans tout votre visage pour éclairer, illuminer et sublimer la beauté naturelle de votre peau.

En conclusion, les différents types d'exercices du Yoga du Visage sont complémentaires, synergiques et bénéfiques pour revitaliser, tonifier et rajeunir la peau du visage. En intégrant ces étirements, massages et postures dans votre routine quotidienne de soins de la peau, vous pouvez observer des résultats visibles, durables et harmonieux sur la beauté, la santé et la vitalité de votre peau à tout âge.

<u>Comment pratiquer le Yoga du Visage en toute sécurité</u>

Le Yoga du Visage est une méthode douce et naturelle qui vise à revitaliser, tonifier et rajeunir la peau du visage grâce à des exercices spécifiques, des massages et des postures ciblées. Pour profiter pleinement des bienfaits de cette pratique ancestrale et éviter tout risque de blessure ou d'irritation, il est essentiel de pratiquer en toute sécurité en suivant quelques conseils simples et précautions d'usage. Découvrez nos recommandations pour une pratique sécurisée et bénéfique du Yoga du Visage.

1. Écoutez votre corps : respectez vos limites

La première règle d'or pour pratiquer le Yoga du Visage en toute sécurité est d'écouter attentivement les signaux de votre corps, de respecter vos limites physiques et de pratiquer avec douceur, attention et bienveillance envers vous-même.

<u>Soyez à l'écoute des sensations</u> : pendant la pratique, soyez attentif aux sensations de votre peau, de vos muscles, de vos articulations et de votre respiration pour identifier tout inconfort, tension, douleur ou irritation potentielle et ajuster les mouvements, la pression ou l'intensité des exercices en conséquence.

<u>Adaptez l'intensité et la durée</u> : commencez par des mouvements doux, lents et contrôlés, respectez votre rythme, vos capacités et vos besoins personnels, et augmentez progressivement l'intensité, la durée et la complexité des exercices en fonction de votre niveau de confort, de votre progression et de votre expérience dans la pratique du Yoga du Visage.

2. Adoptez une posture correcte : soyez conscient de votre positionnement

La posture est un élément clé pour pratiquer le Yoga du Visage en toute sécurité et efficacité. Une posture correcte permet de prévenir les tensions musculaires, de favoriser la relaxation, de renforcer la concentration et de maximiser les bienfaits des exercices sur la beauté et la santé de votre peau.

<u>Trouvez un espace confortable :</u> choisissez un endroit calme, propre, bien éclairé, aéré et dégagé où vous pouvez vous asseoir ou vous tenir debout confortablement, sans être dérangé, pour pratiquer en toute sérénité, concentration et sécurité.

<u>Adoptez une position stable et détendue :</u> que vous soyez assis ou debout, assurez-vous d'avoir le dos droit, les épaules relâchées, la poitrine ouverte, le visage détendu, les mains et les bras détendus le long du corps ou posés doucement sur vos genoux pour favoriser l'ancrage, l'équilibre et la détente corporelle.

3. Utilisez des gestes doux et contrôlés : prévenez les agressions cutanées

La douceur, la précision et le contrôle des gestes sont essentiels pour pratiquer le Yoga du Visage en toute sécurité, prévenir les agressions cutanées, les irritations, les rougeurs et les blessures, et optimiser les bienfaits et les résultats sur la beauté, la santé et la jeunesse de votre peau.

<u>Soyez délicat et attentif :</u> réalisez les mouvements avec douceur, précision, attention et régularité pour éviter les tensions, les crispations, les mouvements brusques et les frottements excessifs sur la peau, et pour maximiser la détente, la relaxation et l'efficacité des exercices.

<u>Ajustez la pression et l'intensité</u> : adaptez la pression, l'intensité et la fréquence des massages, des étirements et des postures à votre sensibilité cutanée, à votre tolérance personnelle, à l'état de votre peau et à vos besoins spécifiques pour pratiquer en toute sécurité, confort et harmonie avec votre peau.

En conclusion, pratiquer le Yoga du Visage en toute sécurité nécessite d'être à l'écoute de son corps, de respecter ses limites, d'adopter une posture correcte, d'utiliser des gestes doux et contrôlés et d'agir avec conscience, précaution et bienveillance envers soi-même. En suivant ces recommandations simples et efficaces, vous pouvez profiter pleinement des bienfaits de cette pratique ancestrale sur la beauté, la santé et la vitalité de votre peau à tout âge.

Établir une routine quotidienne de 5 minutes

La régularité est la clé du succès en matière de soins de la peau et de bien-être. Même avec un emploi du temps chargé, il est possible de consacrer quelques minutes chaque jour à prendre soin de votre visage grâce à une routine de Yoga du Visage. Une routine quotidienne de 5 minutes peut faire des merveilles pour votre peau, votre bien-être et votre confiance en vous. Découvrez ci-dessous comment établir une routine quotidienne efficace et rapide.

1. Préparation

Avant de commencer votre routine de Yoga du Visage, assurez-vous de vous trouver dans un environnement calme et paisible. Asseyez-vous confortablement, détendez-vous et prenez quelques respirations profondes pour centrer votre esprit et vous préparer à la pratique.

2. Exercices de tonification (2 minutes)

Commencez votre routine par des exercices de tonification pour renforcer et raffermir les muscles du visage.

<u>Élévation des sourcils (30 secondes)</u> : Placez vos doigts sur vos sourcils et essayez de les lever tout en fermant vos yeux. Répétez 10 fois.

<u>Exercice de la moue (30 secondes)</u> : Fermez vos lèvres et essayez de les projeter vers l'avant. Répétez 10 fois.

<u>Étirement du cou (30 secondes)</u> : Inclinez votre tête vers l'arrière et poussez votre mâchoire inférieure vers l'avant. Répétez 10 fois.

3. Massages stimulants (2 minutes)

Ensuite, effectuez quelques massages doux et stimulants pour améliorer la circulation sanguine et détendre les muscles du visage.

<u>Massage du contour des yeux (30 secondes)</u> : Tapotez délicatement le contour des yeux avec vos index. Répétez 10 fois.

<u>Massage du front (30 secondes)</u> : Réalisez des mouvements circulaires doux sur le front avec vos doigts. Répétez 10 fois.

<u>Massage des joues et du menton (30 secondes)</u> : Effectuez des mouvements circulaires sur les joues et le menton avec vos pouces. Répétez 10 fois.

4. Postures relaxantes (1 minute)

Terminez votre routine par quelques postures relaxantes pour apaiser l'esprit, détendre les muscles du visage et favoriser une sensation de bien-être général.

<u>Posture de la méditation (30 secondes)</u> : Asseyez-vous confortablement, fermez les yeux et concentrez-vous sur votre respiration.

<u>Posture du sourire intérieur (30 secondes) :</u> Visualisez un sourire bienveillant et joyeux à l'intérieur de vous-même.

En conclusion, une routine quotidienne de 5 minutes de Yoga du Visage est facile à intégrer dans votre vie quotidienne et peut apporter de nombreux bienfaits à votre peau et à votre bien-être général. En pratiquant régulièrement ces exercices de tonification, massages et postures relaxantes, vous pourrez observer une amélioration de la tonicité, de la fermeté et de l'éclat de votre peau, tout en réduisant les tensions musculaires et en favorisant la détente et la relaxation. N'hésitez pas à personnaliser votre routine en fonction de vos besoins et de vos préférences personnelles pour maximiser les résultats et rendre votre pratique encore plus agréable et bénéfique.

Chapitre 4 : Techniques et Exercices Essentiels

Dans ce chapitre, nous allons explorer les techniques et exercices essentiels du Yoga du Visage qui sont spécialement conçus pour revitaliser, tonifier et rajeunir la peau du visage. Ces exercices ciblent les muscles faciaux, stimulent la circulation sanguine et améliorent la posture générale du visage pour vous aider à retrouver une peau éclatante, ferme et tonique. Découvrez les secrets d'une pratique efficace et harmonieuse du Yoga du Visage.

Exercices pour tonifier les muscles du visage

Le Yoga du Visage est une méthode naturelle et efficace pour tonifier les muscles du visage, améliorer l'élasticité de la peau et prévenir les signes de vieillissement. À travers une série d'exercices spécifiques, il est possible de cibler et de renforcer les muscles faciaux pour obtenir un visage plus ferme, plus tonique et plus jeune. Découvrez ci-dessous quelques exercices simples mais efficaces pour tonifier les muscles du visage.

1. Élévation des sourcils

L'exercice d'élévation des sourcils est idéal pour tonifier les muscles du front et réduire l'apparence des rides du lion et des pattes d'oie.

Technique : Placez vos doigts sur vos sourcils et essayez de les lever tout en fermant vos yeux. Maintenez cette position pendant 5 secondes, puis relâchez. Répétez l'exercice 10 fois.

2. Exercice de la moue

La moue est un exercice excellent pour renforcer les muscles des joues, du contour des lèvres et de la mâchoire.

Technique : Fermez vos lèvres et essayez de les projeter vers l'avant comme si vous faisiez la moue. Maintenez cette position pendant 5 secondes, puis relâchez. Répétez l'exercice 10 fois.

3. Étirement du cou

L'étirement du cou est essentiel pour tonifier et renforcer les muscles du cou, prévenir le relâchement cutané et améliorer la posture générale du visage.

Technique : Inclinez votre tête vers l'arrière et poussez votre mâchoire inférieure vers l'avant, comme si vous essayiez d'embrasser le plafond. Maintenez cette position pendant 5 secondes, puis revenez à la position initiale. Répétez l'exercice 10 fois.

4. Sourire forcé

Le sourire forcé est un exercice efficace pour renforcer les muscles des joues, des lèvres et du menton, tout en apportant une sensation de bien-être et de détente.

Technique : Souriez le plus largement possible en étirant les commissures des lèvres vers les oreilles. Maintenez cette position pendant 5 secondes, puis relâchez. Répétez l'exercice 10 fois.

5. Exercice de résistance avec les doigts

Cet exercice de résistance aide à renforcer les muscles du cou, du menton et des joues, tout en améliorant la fermeté et la tonicité de la peau.

Technique : Placez une main sur le front et appliquez une légère résistance en essayant de lever le front. En même temps, placez l'autre main sous le menton et appliquez une légère résistance en essayant de baisser le menton. Maintenez cette tension pendant 5 secondes, puis relâchez. Répétez l'exercice 10 fois.

En conclusion, ces exercices pour tonifier les muscles du visage sont simples à réaliser et peuvent être pratiqués quotidiennement à la maison, au bureau ou en déplacement. En les intégrant régulièrement dans votre routine de soins de la peau, vous pourrez observer une amélioration significative de la tonicité, de la fermeté et de l'éclat de votre peau, tout en prévenant les signes de vieillissement cutané.

Massages pour stimuler la circulation sanguine

Le massage est une technique ancienne et efficace pour améliorer la circulation sanguine, favoriser le drainage lymphatique et revitaliser la peau. En combinant les principes du Yoga du Visage avec des techniques de massage spécifiques, il est possible de stimuler la circulation sanguine du visage, d'oxygéner les cellules cutanées et de favoriser une peau plus éclatante et plus saine. Découvrez ci-dessous quelques massages simples et efficaces pour stimuler la circulation sanguine du visage.

1. Massage du contour des yeux

Le contour des yeux est une zone délicate qui a tendance à accumuler les tensions et les toxines. Un massage doux et circulaire autour des yeux peut aider à réduire les cernes, les poches et les ridules, tout en stimulant la circulation sanguine pour une peau plus lumineuse et revitalisée.

Technique : Utilisez vos index pour tapoter délicatement le contour des yeux, en commençant du coin interne vers le coin externe. Ensuite, réalisez des mouvements circulaires doux autour des yeux en remontant vers les tempes. Répétez ces mouvements pendant environ une minute pour stimuler la circulation sanguine et revitaliser la peau du contour des yeux.

2. Massage du front

Le front est une zone du visage qui peut facilement accumuler les tensions et les stress. Un massage doux et relaxant du front peut aider à détendre les muscles, à améliorer la circulation sanguine et à favoriser une peau plus lisse et plus éclatante.

<u>Technique</u> : Utilisez vos doigts pour réaliser des mouvements circulaires doux sur le front, en commençant du centre vers les tempes. Appliquez une légère pression tout en effectuant ces mouvements pour stimuler la circulation sanguine et détendre les muscles du front. Répétez ce massage pendant une minute pour favoriser une sensation de détente et de bien-être.

3. Massage des joues et du menton

Les joues et le menton sont des zones du visage qui peuvent également bénéficier d'un massage stimulant pour améliorer la circulation sanguine, tonifier les muscles et favoriser une peau plus ferme et plus tonique.

<u>Technique</u> : Utilisez vos pouces pour réaliser des mouvements circulaires doux sur les joues et le menton, en remontant vers les oreilles. Appliquez une légère pression tout en effectuant ces mouvements pour stimuler la circulation sanguine et revitaliser la peau. Répétez ce massage pendant une minute pour tonifier et raffermir les muscles du visage.

4. Massage du cou et du décolleté

Le cou et le décolleté sont souvent négligés dans les routines de soins du visage, mais ils peuvent également bénéficier de massages stimulants pour améliorer la circulation sanguine, prévenir le relâchement cutané et favoriser une peau plus lisse et plus ferme.

Technique : Utilisez vos mains pour réaliser des mouvements circulaires doux sur le cou et le décolleté, en remontant vers le menton et en descendant vers la poitrine. Appliquez une légère pression tout en effectuant ces mouvements pour stimuler la circulation sanguine, favoriser le drainage lymphatique et revitaliser la peau. Répétez ce massage pendant une minute pour tonifier et raffermir la peau du cou et du décolleté.

En conclusion, les massages pour stimuler la circulation sanguine sont une composante essentielle du Yoga du Visage pour améliorer la santé, la vitalité et l'éclat de la peau. En intégrant régulièrement ces massages simples et efficaces dans votre routine quotidienne de soins de la peau, vous pourrez observer une amélioration significative de la tonicité, de la fermeté et de l'éclat de votre peau, tout en réduisant les tensions musculaires et en favorisant la détente et la relaxation. N'hésitez pas à personnaliser ces techniques de massage en fonction de vos besoins et de vos préférences personnelles pour maximiser les résultats et rendre votre pratique encore plus agréable et bénéfique.

Chapitre 5 : Routines Beauté Spécifiques

Chaque type de peau a ses propres besoins et préoccupations spécifiques. Que vous ayez une peau sèche, mixte, grasse ou mature, il est essentiel d'adopter une routine de soins adaptée pour préserver la santé, la beauté et la jeunesse de votre peau. Découvrez ci-dessous des routines beauté spécifiques pour chaque type de peau, des solutions pour les problèmes courants et des astuces pour obtenir un teint éclatant et lumineux.

Routines pour les peaux sèches, mixtes, grasses et matures

Chaque type de peau a des besoins spécifiques qui nécessitent une attention particulière pour maintenir sa santé, sa beauté et sa jeunesse. Une routine de soins adaptée est essentielle pour répondre aux besoins uniques de chaque type de peau et prévenir les problèmes courants associés, tels que la sécheresse, la brillance, les imperfections et les signes de vieillissement. Découvrez ci-dessous des routines beauté spécifiques pour les peaux sèches, mixtes, grasses et matures.

1. Peau sèche

La peau sèche manque d'hydratation et de lipides, ce qui peut entraîner des tiraillements, des desquamations et une sensation d'inconfort. Il est donc essentiel d'adopter une routine de soins hydratante et nourrissante pour prévenir la sécheresse et restaurer le confort cutané.

Nettoyage : Utilisez un nettoyant doux sans savon pour nettoyer la peau sans l'agresser ni l'assécher. Optez pour des formules crémeuses et hydratantes qui éliminent les impuretés tout en préservant l'équilibre naturel de la peau.

Hydratation : Appliquez quotidiennement une crème hydratante riche et nourrissante pour rétablir l'hydratation de la peau, renforcer sa barrière protectrice et prévenir la sécheresse cutanée. Choisissez des produits contenant des ingrédients hydratants comme l'acide hyaluronique, la glycérine et les huiles végétales.

Protection : Protégez votre peau des agressions extérieures (vent, froid, pollution) en utilisant quotidiennement une crème de jour avec un indice de protection solaire (SPF) pour prévenir les dommages cutanés et le vieillissement prématuré.

2. Peau mixte

La peau mixte présente à la fois des zones sèches et des zones grasses, nécessitant un soin équilibrant pour maintenir son hydratation tout en régulant l'excès de sébum.

Nettoyage : Optez pour un nettoyant doux et équilibrant qui élimine efficacement les impuretés, l'excès de sébum et le maquillage sans dessécher la peau. Utilisez des formules douces et non irritantes pour préserver l'équilibre de la peau.

Hydratation : Appliquez une crème hydratante légère et non comédogène sur l'ensemble du visage, en évitant les zones grasses si nécessaire. Choisissez des produits matifiants qui régulent la production de sébum et minimisent l'apparence des pores.

Soins ciblés : Utilisez des masques purifiants une à deux fois par semaine pour traiter les zones grasses et équilibrer la peau. Optez également pour des soins ciblés comme des sérums anti-imperfections ou des gels matifiants pour prévenir les boutons et les brillances.

3. Peau grasse

La peau grasse a tendance à produire un excès de sébum, ce qui peut entraîner une brillance excessive, des pores dilatés et des imperfections. Une routine de soins adaptée est donc indispensable pour réguler la production de sébum, purifier la peau et prévenir les imperfections.

Nettoyage : Utilisez un nettoyant purifiant et astringent pour éliminer efficacement les impuretés, l'excès de sébum et les cellules mortes responsables des imperfections. Optez pour des formules moussantes ou gélifiées qui nettoient en profondeur sans agresser la peau.

Hydratation : Choisissez une crème hydratante légère et matifiante spécialement formulée pour les peaux grasses. Optez pour des produits non comédogènes et oil-free qui hydratent la peau sans obstruer les pores ni augmenter la brillance.

Soins ciblés : Utilisez des soins ciblés comme des lotions astringentes, des sérums anti-imperfections ou des masques purifiants une à deux fois par semaine pour réguler la production de sébum, resserrer les pores et prévenir les boutons.

4. Peau mature

La peau mature nécessite des soins anti-âges spécifiques pour lutter contre les signes de l'âge, tels que les rides, les ridules, le relâchement cutané et la perte d'éclat.

Nettoyage : Utilisez un nettoyant doux et anti-âge pour éliminer les impuretés, les traces de maquillage et les cellules mortes responsables du teint terne. Optez pour des formules enrichies en actifs anti-âge comme les antioxydants, les peptides et les acides de fruits.

Hydratation : Appliquez une crème hydratante anti-âge riche et nourrissante pour réconforter la peau, renforcer sa barrière protectrice et prévenir la déshydratation. Choisissez des produits contenant des ingrédients régénérants comme le rétinol, l'acide hyaluronique et les huiles végétales.

Soins ciblés : Intégrez des soins ciblés comme des sérums liftant, des crèmes restructurantes et des huiles régénérantes dans votre routine quotidienne pour nourrir, raffermir et revitaliser la peau. Utilisez également des appareils de stimulation musculaire, des massages et des exercices de yoga du visage pour tonifier les muscles, améliorer la fermeté de la peau et favoriser le renouvellement cellulaire.

En conclusion, les peaux sèches, mixtes, grasses et matures ont des besoins spécifiques qui nécessitent une attention particulière et des soins adaptés pour maintenir leur santé, leur beauté et leur jeunesse. En adoptant une routine de soins adaptée, en choisissant des produits de qualité et en intégrant régulièrement des techniques

Solutions pour les problèmes courants : rides, ridules, relâchement cutané

Avec le temps, notre peau subit des transformations naturelles liées au vieillissement, qui se manifestent par l'apparition de rides, de ridules et un relâchement cutané. Ces signes de l'âge peuvent être source de préoccupations esthétiques et émotionnelles pour de nombreuses personnes. Heureusement, il existe des solutions efficaces pour atténuer ces problèmes courants et retrouver une peau plus lisse, plus ferme et plus jeune.

1. Rides et ridules

Les rides et les ridules sont des plis ou des creux qui se forment à la surface de la peau avec l'âge, principalement en raison de la perte de collagène et d'élastine, de la déshydratation et des mouvements répétés des muscles du visage.

Soins topiques : Utilisez des crèmes et des sérums anti-rides contenant des actifs comme le rétinol, les peptides, la vitamine C et l'acide hyaluronique. Ces ingrédients sont reconnus pour stimuler la production de collagène, hydrater la peau, améliorer sa fermeté et réduire l'apparence des rides et des ridules.

Traitements dermatologiques : Consultez un dermatologue ou un chirurgien esthétique pour des traitements plus ciblés et efficaces, tels que les injections de botox, les fillers, les peelings chimiques, la micro dermabrasion ou la radiofréquence. Ces interventions médicales peuvent aider à combler les rides, à raffermir la peau et à améliorer sa texture.

Prévention : Adoptez une routine de soins régulière, protégez-vous du soleil, évitez le tabac, maintenez une alimentation équilibrée, hydratez-vous suffisamment et pratiquez des techniques de relaxation pour réduire le stress, principaux facteurs contribuant au vieillissement cutané et à l'apparition des rides.

2. Relâchement cutané

Le relâchement cutané est un autre signe visible du vieillissement qui se caractérise par une perte d'élasticité, de fermeté et de tonicité de la peau. Il est souvent causé par la diminution de la production de collagène et d'élastine, le relâchement des muscles du visage et la gravité.

Soins topiques : Utilisez des crèmes et des sérums raffermissants et liftants formulés avec des ingrédients comme le collagène, l'élastine, les peptides, le rétinol, l'acide hyaluronique et les antioxydants. Ces produits peuvent aider à stimuler la production de collagène, à améliorer l'élasticité de la peau, à renforcer sa barrière protectrice et à prévenir le relâchement cutané.

Traitements esthétiques : Explorez les options de traitements esthétiques non invasifs et invasifs pour traiter le relâchement cutané, tels que les appareils de radiofréquence, les ultrasons focalisés, les lasers fractionnés, les fils tenseurs et les interventions chirurgicales comme le lifting du visage. Ces interventions peuvent aider à resserrer les tissus cutanés, à remodeler les contours du visage et à restaurer la fermeté de la peau.

Exercices de yoga du visage : Pratiquez régulièrement des exercices de yoga du visage et des massages pour tonifier les muscles, améliorer la circulation sanguine, favoriser le renouvellement cellulaire et augmenter la fermeté de la peau. Ces techniques naturelles peuvent contribuer à raffermir les contours du visage, à atténuer le relâchement cutané et à revitaliser la peau.

En conclusion, les rides, les ridules et le relâchement cutané sont des problèmes courants liés au vieillissement cutané qui peuvent être traités efficacement grâce à une combinaison de soins topiques, de traitements esthétiques et de techniques naturelles. En adoptant une approche globale et personnalisée pour prendre soin de votre peau, vous pourrez atténuer ces signes de l'âge, préserver la jeunesse et la beauté de votre visage, et retrouver confiance en vous-même.

Astuces pour un teint éclatant et lumineux

Un teint éclatant et lumineux est souvent le reflet d'une peau saine, bien hydratée et bien entretenue. Cependant, avec le rythme de vie moderne, la pollution, le stress et les agressions extérieures, il peut être difficile de conserver un teint radieux. Heureusement, il existe des astuces simples et efficaces pour raviver l'éclat naturel de votre peau et retrouver un teint lumineux.

1. Nettoyage en profondeur

Un nettoyage régulier et efficace de la peau est la première étape essentielle pour un teint éclatant. Il permet d'éliminer les impuretés, l'excès de sébum, les cellules mortes et les résidus de maquillage qui obstruent les pores et ternissent le teint.

Nettoyant doux : Utilisez un nettoyant doux et adapté à votre type de peau pour nettoyer votre visage matin et soir. Optez pour des formules sans savon, non irritantes et riches en actifs hydratants pour préserver l'équilibre naturel de la peau.

Exfoliation : Exfoliez votre peau une à deux fois par semaine pour éliminer les cellules mortes, stimuler le renouvellement cellulaire et favoriser l'absorption des soins. Utilisez un gommage doux et non abrasif formulé avec des particules exfoliantes fines et des enzymes naturelles.

2. Hydratation et nutrition

Une hydratation suffisante est cruciale pour maintenir la souplesse, l'élasticité et l'éclat de la peau. De plus, une alimentation équilibrée riche en nutriments essentiels contribue à nourrir la peau de l'intérieur et à prévenir les carences qui peuvent affecter son apparence et sa santé.

Crème hydratante : Appliquez quotidiennement une crème hydratante adaptée à votre type de peau pour maintenir son hydratation, renforcer sa barrière protectrice et prévenir la sécheresse cutanée. Choisissez des formules enrichies en acide hyaluronique, glycérine, céramides et antioxydants pour maximiser les bienfaits.

Alimentation équilibrée : Favorisez une alimentation riche en fruits, légumes, protéines maigres, acides gras essentiels, vitamines et minéraux pour nourrir la peau de l'intérieur, stimuler la production de collagène et d'élastine, et prévenir les signes de vieillissement prématuré.

3. Protection solaire

L'exposition aux rayons UV du soleil est l'un des principaux facteurs contribuant au vieillissement cutané, aux taches pigmentaires et au manque d'éclat de la peau. Il est donc essentiel de protéger votre peau des dommages causés par le soleil pour préserver sa jeunesse et son éclat.

<u>Écran solaire :</u> Appliquez quotidiennement un écran solaire à large spectre avec un indice de protection solaire (SPF) d'au moins 30, même par temps nuageux ou en hiver. Optez pour des formules non comédogènes, résistantes à l'eau et enrichies en antioxydants pour une protection optimale contre les rayons UV et les agressions environnementales.

4. Techniques de massage et de relaxation

Les techniques de massage et de relaxation peuvent aider à stimuler la circulation sanguine, à détendre les muscles du visage, à favoriser le drainage lymphatique et à revitaliser la peau, contribuant ainsi à un teint plus éclatant et lumineux.

<u>Massage du visage :</u> Pratiquez régulièrement des exercices de yoga du visage, des automassages et des techniques de massage lymphatique pour tonifier les muscles, améliorer la circulation sanguine, favoriser le renouvellement cellulaire et augmenter la luminosité de la peau.

<u>Techniques de relaxation :</u> Intégrez des techniques de relaxation comme la méditation, la respiration profonde, le yoga et le tai-chi dans votre routine quotidienne pour réduire le stress, améliorer la qualité du sommeil, favoriser la régénération cellulaire et revitaliser la peau de l'intérieur.

En conclusion, un teint éclatant et lumineux est le résultat d'une combinaison de soins quotidiens adaptés, d'une hydratation suffisante, d'une alimentation équilibrée, d'une protection solaire adéquate et des techniques de massage de relaxation.

Chapitre 6 : Intégrer le Yoga du Visage dans votre Quotidien

Le yoga du visage est une pratique ancestrale qui offre de nombreux bienfaits pour la peau, la tonicité musculaire et la relaxation. Pour maximiser les résultats et profiter pleinement des avantages du yoga facial, il est essentiel d'intégrer cette pratique dans votre routine quotidienne de soins de la peau. Voici quelques conseils pour une intégration réussie du yoga du visage dans votre quotidien.

Conseils pour une pratique régulière et durable

Le yoga du visage est une pratique qui nécessite engagement, régularité et discipline pour en récolter pleinement les bienfaits. Intégrer cette routine dans votre quotidien peut sembler un défi, mais avec les bons conseils et une approche réfléchie, il est tout à fait possible d'établir une pratique régulière et durable. Voici quelques conseils essentiels pour vous aider à maintenir votre engagement envers le yoga du visage sur le long terme.

1. Définissez vos objectifs

Avant de commencer votre pratique de yoga du visage, il est important de définir clairement vos objectifs. Que cherchez-vous à améliorer ? Souhaitez-vous réduire les rides et ridules, tonifier les muscles du visage, ou simplement améliorer la santé et l'éclat de votre peau ? En ayant des objectifs précis, vous pourrez mesurer vos progrès, rester motivé(e) et ajuster votre routine en conséquence pour atteindre vos aspirations esthétiques et bien-être.

2. Créez une routine dédiée

Pour intégrer le yoga du visage dans votre quotidien, il est recommandé de créer une routine dédiée et de lui accorder un moment spécifique chaque jour. Que ce soit le matin après votre réveil, pendant votre pause déjeuner ou le soir avant de vous coucher, trouvez un créneau qui vous convient et qui vous permettra de pratiquer régulièrement sans être interrompu(e).

3. Soyez réaliste et flexible

Il est important d'être réaliste quant à la durée et à la fréquence de votre pratique. Commencez par quelques minutes chaque jour et augmentez progressivement la durée et la complexité des exercices au fur et à mesure que vous vous sentez plus à l'aise et confiant(e). Soyez également flexible et adaptable en fonction de vos obligations et de votre emploi du temps. Si vous manquez une séance, ne vous découragez pas et reprenez votre routine dès que possible sans culpabilité ni pression inutile.

4. Variez les exercices

Pour éviter la monotonie et maintenir votre intérêt et votre engagement envers le yoga du visage, n'hésitez pas à varier régulièrement vos exercices. Explorez différentes techniques, postures, mouvements et routines pour cibler l'ensemble des muscles du visage, stimuler la circulation sanguine, favoriser le renouvellement cellulaire et obtenir des résultats optimaux. En diversifiant votre pratique, vous pourrez également découvrir de nouveaux exercices qui correspondent mieux à vos besoins et préférences personnels.

5. Restez motivé(e) et engagé(e)

La clé d'une pratique régulière et durable du yoga du visage est la motivation et l'engagement. Trouvez des sources d'inspiration, que ce soit des témoignages, des photos avant/après, des vidéos tutorielles, des livres ou des cours en ligne, pour vous encourager et vous motiver à continuer votre pratique. Partagez vos progrès, vos défis et vos réussites avec des amis, des membres de votre famille ou des communautés en ligne pour rester motivé(e), engagé(e) et inspiré(e) tout au long de votre parcours de yoga facial.

6. Intégrez le yoga du visage à votre routine beauté

Pour faciliter l'intégration du yoga du visage dans votre quotidien, associez-le à d'autres rituels de beauté et de soins de la peau. Que ce soit avant ou après votre séance de yoga du visage, prenez soin de nettoyer, d'exfolier, d'hydrater et de protéger votre peau avec des produits adaptés à votre type de peau et à vos besoins spécifiques. Cette combinaison de yoga facial et de soins de la peau contribuera à maximiser les bienfaits, à améliorer la santé et la beauté de votre peau, et à renforcer votre engagement envers une routine beauté holistique et complète.

En conclusion, pratiquer le yoga du visage régulièrement et durablement nécessite de l'engagement, de la discipline et de la persévérance. En définissant clairement vos objectifs, en créant une routine dédiée, en étant réaliste et flexible, en variant les exercices, en restant motivé(e) et engagé(e), et en intégrant le yoga du visage à votre routine beauté, vous pourrez maintenir votre pratique sur le long terme, profiter pleinement des bienfaits du yoga facial et améliorer la santé, la tonicité et l'éclat de votre peau de manière naturelle et efficace.

Comment combiner le yoga facial avec d'autres soins de la peau

Intégrer le yoga facial dans votre routine de soins de la peau peut être une excellente manière d'optimiser les résultats et de renforcer les bienfaits de vos autres soins. Cette combinaison peut aider à améliorer la santé, la tonicité et l'éclat de votre peau de manière globale. Voici quelques conseils pour harmoniser le yoga facial avec vos autres soins de la peau.

1. Nettoyage en profondeur avant la pratique

Avant de commencer votre séance de yoga facial, assurez-vous d'avoir une peau propre et fraîchement nettoyée. Utilisez un nettoyant doux adapté à votre type de peau pour éliminer les impuretés, les traces de maquillage et l'excès de sébum. Un nettoyage en profondeur permettra de préparer votre peau à recevoir les exercices du yoga facial, en assurant une meilleure absorption des produits et en évitant l'obstruction des pores.

2. Exfoliation pour une meilleure efficacité

L'exfoliation régulière de la peau peut être un excellent complément au yoga facial. Elle permet d'éliminer les cellules mortes de la surface de la peau, de stimuler le renouvellement cellulaire et de favoriser la régénération de la peau. Pratiquez une exfoliation douce une à deux fois par semaine avant votre séance de yoga facial pour optimiser les résultats, améliorer la texture de la peau et favoriser l'absorption des produits de soins.

3. Utilisation de sérums et d'huiles pendant la pratique

Pendant votre séance de yoga facial, utilisez des sérums, des huiles ou des crèmes hydratantes adaptés à votre type de peau pour faciliter les mouvements des doigts, améliorer la glisse et hydrater en profondeur. Choisissez des produits riches en actifs hydratants, nutritifs et antioxydants pour nourrir la peau, renforcer sa barrière protectrice, prévenir la sécheresse cutanée et maximiser les bienfaits du yoga facial.

4. Appareils de stimulation et yoga facial

L'utilisation d'appareils de stimulation musculaire, tels que les rouleaux de jade, les pierres gua sha ou les appareils à microcourants, peut-être une excellente manière de compléter et de renforcer les effets du yoga facial.

Intégrez ces appareils à votre routine de yoga facial pour stimuler la circulation sanguine, tonifier les muscles du visage, améliorer l'élasticité de la peau, réduire les signes de l'âge et augmenter la fermeté et la vitalité de la peau.

5. Hydratation et protection après la pratique

Après avoir terminé votre séance de yoga facial, n'oubliez pas d'appliquer une crème hydratante, un sérum et/ou un écran solaire pour protéger, nourrir et hydrater votre peau. Cette étape est essentielle pour sceller l'hydratation, renforcer la barrière protectrice de la peau, prévenir la déshydratation, les dommages causés par les agressions extérieures et maintenir l'éclat, la souplesse et la jeunesse de la peau.

6. Complémentarité et harmonie des soins

Pour une combinaison réussie du yoga facial avec d'autres soins de la peau, il est important de privilégier des produits et des techniques qui se complètent et s'harmonisent entre eux. Écoutez les besoins de votre peau, adaptez vos soins en fonction de ses réactions et de ses changements, et faites preuve de patience et de constance pour observer et apprécier les résultats positifs au fil du temps.

En conclusion, combiner le yoga facial avec d'autres soins de la peau peut être une approche holistique et synergique pour améliorer la santé, la beauté et l'éclat de votre peau de manière naturelle et efficace. En suivant ces conseils et en harmonisant les différents éléments de votre routine de soins, vous pourrez maximiser les bienfaits du yoga facial, optimiser les résultats de vos autres soins de la peau et profiter d'une peau saine, tonique, lumineuse et revitalisée.

Établir une routine matinale et/ou soir pour des résultats optimaux

L'intégration du yoga facial dans votre routine quotidienne de soins de la peau peut être la clé pour obtenir des résultats optimaux et maximiser les bienfaits de cette pratique ancestrale. Une routine matinale et/ou soir bien structurée et régulière peut aider à renforcer l'efficacité du yoga facial, à améliorer la santé et l'éclat de votre peau, et à prévenir les signes visibles de l'âge. Voici quelques conseils pour établir une routine matinale et/ou soir efficace et adaptée à vos besoins spécifiques.

1. Routine matinale : réveillez et tonifiez votre peau

Le matin, votre peau a besoin d'être réveillée, rafraîchie et protégée pour commencer la journée en beauté. Voici comment structurer votre routine matinale avec le yoga facial :

Nettoyage doux : Commencez par nettoyer votre visage avec un nettoyant doux adapté à votre type de peau pour éliminer les impuretés accumulées pendant la nuit et préparer votre peau à recevoir les soins.

Yoga facial : Ensuite, pratiquez une séance de yoga facial pour réveiller et tonifier les muscles du visage, stimuler la circulation sanguine, augmenter l'éclat de la peau et favoriser le renouvellement cellulaire. Choisissez des exercices simples et revitalisants pour dynamiser votre visage et vous préparer pour la journée.

Hydratation et protection : Appliquez un sérum hydratant, une crème de jour et un écran solaire pour hydrater, nourrir, protéger votre peau des agressions extérieures, prévenir le vieillissement prématuré et maintenir un teint frais, lumineux et sain tout au long de la journée.

2. Routine du soir : détendez, régénérez et réparez

Le soir, votre peau a besoin de détente, de régénération et de réparation après une journée bien remplie. Voici comment organiser votre routine du soir avec le yoga facial :

Démaquillage et nettoyage : Commencez par vous démaquiller et nettoyer votre visage pour éliminer le maquillage, les impuretés, la pollution et l'excès de sébum accumulés pendant la journée, et préparer votre peau à recevoir les soins.

Yoga facial : Ensuite, pratiquez une séance de yoga facial pour détendre les muscles du visage, favoriser la circulation sanguine, améliorer la qualité du sommeil, stimuler le processus de régénération cellulaire nocturne et optimiser l'absorption des soins de nuit. Choisissez des exercices apaisants et relaxants pour décompresser et vous préparer pour une nuit de repos réparateur.

Hydratation et nutrition : Appliquez un sérum nutritif, une crème de nuit et/ou une huile réparatrice pour nourrir, hydrater, régénérer et réparer votre peau pendant la nuit. Choisissez des produits riches en actifs hydratants, nutritifs, réparateurs et anti-âge pour revitaliser votre peau, prévenir la sécheresse cutanée, renforcer sa barrière protectrice, et révéler un teint éclatant, lumineux et revitalisé au réveil.

3. Consistance et adaptation aux besoins de la peau

Pour des résultats optimaux avec le yoga facial, il est essentiel d'être constant(e) dans votre pratique et d'adapter votre routine matinale et/ou soir en fonction des besoins spécifiques de votre peau, des saisons, des changements hormonaux et des facteurs environnementaux. Écoutez les besoins de votre peau, observez ses réactions, ajustez vos soins en conséquence et faites preuve de patience et de persévérance pour observer et apprécier les résultats positifs au fil du temps.

En conclusion, établir une routine matinale et/ou soir avec le yoga facial peut être une approche holistique et synergique pour améliorer la santé, la tonicité, l'éclat et la jeunesse de votre peau de manière naturelle et efficace. En suivant ces conseils, en intégrant harmonieusement le yoga facial à vos soins de la peau, et en étant conséquent(e) et adaptable dans votre pratique, vous pourrez maximiser les bienfaits du yoga facial, optimiser les résultats de vos autres soins de la peau, et profiter d'une peau saine, tonique, lumineuse et revitalisée au quotidien.

Chapitre 7 : Les Bienfaits Holistiques du Yoga du Visage

Au-delà des bienfaits esthétiques visibles sur la peau, le yoga du visage offre une approche holistique qui englobe le bien-être mental, émotionnel et psychologique. Cette pratique ancestrale est bien plus qu'une simple série d'exercices pour le visage ; elle agit comme un véritable rituel de bien-être intégral. Découvrons ensemble les bienfaits profonds et holistiques que le yoga du visage peut apporter à votre vie.

Impact sur le bien-être mental et émotionnel

Le yoga du visage, bien plus qu'une simple série d'exercices pour le visage, est une pratique qui englobe une approche holistique du bien-être, touchant à la fois le physique et le mental. En se concentrant sur les mouvements délicats, les étirements et les massages spécifiques du visage, cette pratique ancestrale a le pouvoir de créer un véritable sanctuaire de paix intérieure, de sérénité et de connexion avec soi-même.

Calme et présence à soi

Lorsque vous pratiquez le yoga du visage, vous êtes invité à être pleinement présent à chaque instant, à vous concentrer sur les sensations, les mouvements et les émotions qui se manifestent dans votre visage et votre corps. Cette focalisation attentive favorise la pleine conscience, la concentration et la présence à soi, permettant ainsi de calmer le mental agité, de réduire les pensées parasites et de cultiver un état de tranquillité intérieure.

Libération des tensions émotionnelles

Le visage est le reflet de nos émotions, de nos sentiments et de nos états d'âme. Les tensions, les préoccupations et les émotions refoulées peuvent s'accumuler et se manifester physiquement sous forme de crispations, de rides, de tensions musculaires et d'expressions figées sur le visage. En pratiquant le yoga du visage, vous permettez à ces tensions émotionnelles de se libérer, de se dissoudre et de s'évacuer, favorisant ainsi un apaisement intérieur, une détente émotionnelle et une libération des blocages énergétiques.

Gestion du stress et de l'anxiété

La pratique régulière du yoga du visage peut être une véritable alliée pour gérer et réduire le stress, l'anxiété et les tensions mentales. Les exercices de respiration, de relaxation et de méditation intégrés au yoga du visage aident à apaiser le système nerveux, à réguler les émotions, à diminuer les niveaux de cortisol (l'hormone du stress) et à favoriser la production d'endorphines (les hormones du bien-être), créant ainsi un effet apaisant, relaxant et équilibrant sur le mental et les émotions.

Renforcement de la connexion corps-esprit

Le yoga du visage favorise une meilleure connexion, une harmonie et un équilibre entre le corps et l'esprit. En prenant conscience des sensations, des mouvements et des réactions de votre visage et de votre corps pendant la pratique, vous développez une meilleure écoute intérieure, une compréhension profonde de vous-même et une capacité à reconnaître, accueillir et gérer vos émotions, vos pensées et vos sensations avec bienveillance, compassion et acceptation.

En conclusion, le yoga du visage est une pratique douce, bienveillante et holistique qui a le pouvoir de nourrir, d'apaiser et d'équilibrer le bien-être mental et émotionnel. En intégrant le yoga du visage dans votre quotidien, vous pouvez créer un espace de paix intérieure, de sérénité et de connexion profonde avec vous-même, vous permettant ainsi de cultiver un état d'équilibre, d'harmonie et de bien-être intérieur, et de naviguer avec plus de sérénité, de résilience et de joie dans les défis et les joies de la vie quotidienne.

Réduction du stress et amélioration de la qualité du sommeil

Dans notre société moderne où les rythmes de vie sont souvent effrénés et les sources de stress multiples, trouver des méthodes naturelles et efficaces pour réduire le stress et améliorer la qualité du sommeil est essentiel pour maintenir un équilibre de vie harmonieux et une santé optimale. Le yoga du visage, avec ses techniques douces, apaisantes et revitalisantes, se révèle être un allié précieux dans cette quête d'un bien-être physique, mental et émotionnel.

Apaisement du système nerveux

La pratique régulière du yoga du visage favorise un apaisement profond du système nerveux. Les mouvements délicats, les étirements doux et les massages spécifiques du visage agissent comme des stimuli apaisants qui aident à calmer le système nerveux sympathique (responsable de la réaction au stress) et à activer le système nerveux parasympathique (responsable de la détente et du repos). Cette transition vers un état de relaxation profonde permet de réduire significativement les niveaux de stress, d'anxiété et de tension accumulés dans le corps et l'esprit.

Régulation des hormones du stress

Le yoga du visage a également un impact bénéfique sur la régulation des hormones du stress. En pratiquant ces exercices spécifiques, vous stimulez la production d'endorphines, les hormones du bien-être et de la détente, tout en diminuant la sécrétion de cortisol, l'hormone du stress. Cette régulation hormonale contribue à équilibrer les réponses physiologiques et émotionnelles face aux situations stressantes, à favoriser un état d'équilibre interne et à renforcer la résilience face aux défis du quotidien.

Favorisation d'un sommeil réparateur

Le yoga du visage peut également jouer un rôle déterminant dans l'amélioration de la qualité du sommeil. Les exercices de relaxation, de respiration et de méditation intégrés à cette pratique favorisent un relâchement musculaire profond, une diminution des tensions physiques et mentales et une préparation optimale du corps et de l'esprit au repos nocturne. En pratiquant le yoga du visage avant de se coucher, vous créez un rituel apaisant et réconfortant qui facilite l'endormissement, prolonge la durée du sommeil, réduit les réveils nocturnes et favorise un sommeil réparateur, régénérateur et revitalisant.

Renforcement de la conscience corporelle et de la présence à soi

Enfin, le yoga du visage renforce la conscience corporelle, la présence à soi et l'écoute intérieure. En étant à l'écoute des sensations, des tensions et des besoins de votre visage et de votre corps pendant la pratique, vous développez une meilleure compréhension, une plus grande empathie et une plus profonde connexion avec vous-même. Cette prise de conscience et cette présence à soi permettent de mieux identifier, gérer et libérer les sources de stress, d'anxiété et de tension, et de favoriser ainsi un état de relaxation, d'équilibre et de bien-être propice à un sommeil réparateur et revitalisant.

Augmentation de la confiance en soi et de l'estime de soi

L'estime de soi et la confiance en soi sont des piliers fondamentaux de notre bien-être psychologique et de notre épanouissement personnel. Elles influencent notre capacité à affronter les défis de la vie, à prendre des décisions, à établir des relations harmonieuses et à réaliser nos aspirations et nos rêves. Le yoga du visage, en plus de ses bienfaits physiques et émotionnels, se révèle être une pratique précieuse pour renforcer la confiance en soi et l'estime de soi, en cultivant l'amour-propre, la valorisation de soi et la connexion intérieure avec notre essence authentique.

Acceptation et valorisation de son image

Le yoga du visage invite à une exploration bienveillante et attentive de son image, de son visage et de son être intérieur. En pratiquant ces exercices régulièrement, vous développez une meilleure perception, une acceptation bienveillante et une valorisation de votre image, de vos traits, de vos expressions et de votre personnalité unique. Cette reconnaissance et cette célébration de votre beauté naturelle et authentique renforcent l'estime de soi, cultivent la confiance en soi et vous permettent de rayonner avec assurance, authenticité et charisme dans toutes les dimensions de votre vie.

Renforcement de la présence et de l'assurance

La pratique du yoga du visage favorise également le renforcement de la présence, de l'assurance et de la présence de soi. En étant pleinement présent à chaque exercice, chaque mouvement et chaque sensation, vous développez une meilleure conscience de vous-même, une connexion profonde avec votre être intérieur et une confiance accrue en vos capacités, vos talents et vos qualités intrinsèques. Cette présence consciente et cette assurance intérieure vous permettent de faire face aux situations de la vie avec calme, détermination et sérénité, et de vous affirmer avec authenticité, audace et assertivité dans vos interactions et vos relations.

Cultivation de l'amour-propre et de la bienveillance

Le yoga du visage est également un véritable vecteur de cultive de l'amour-propre, de la bienveillance envers soi-même et de la valorisation de son être intérieur. En pratiquant ces exercices avec douceur, compassion et bienveillance, vous apprenez à vous écouter, à vous respecter et à vous chérir, à reconnaître et à célébrer vos qualités, vos réussites et vos progrès, et à nourrir une relation harmonieuse, aimante et bienveillante avec vous-même. Cette cultivation de l'amour-propre et de la bienveillance renforce l'estime de soi, booste la confiance en soi et vous permet de vous percevoir avec tendresse, fierté et respect dans le miroir de la vie.

Valorisation de son potentiel et affirmation de son identité

Enfin, le yoga du visage vous encourage à valoriser votre potentiel, à affirmer votre identité et à exprimer votre véritable essence dans le monde. En développant une meilleure connaissance de soi, une compréhension profonde de vos aspirations et une connexion authentique avec vos valeurs et vos passions, vous renforcez votre détermination, votre audace et votre engagement à vivre une vie alignée, épanouie et inspirante. Cette valorisation de votre potentiel et cette affirmation de votre identité vous permettent de vous épanouir pleinement, de réaliser vos projets et vos rêves avec confiance et enthousiasme, et de laisser votre lumière intérieure rayonner et illuminer votre chemin et celui des autres.

Chapitre 8 : Conclusion et Conseils Pratiques

Au fil des chapitres, nous avons exploré en profondeur le monde fascinant du yoga du visage, ses bienfaits physiques, émotionnels et holistiques, ainsi que ses techniques spécifiques pour favoriser une peau éclatante, une santé globale optimale et un bien-être intérieur profond. Alors que nous arrivons à la fin de ce voyage enrichissant, il est temps de récapituler les points clés et les techniques apprises, de vous encourager à continuer et à persévérer dans la pratique et de vous orienter vers des ressources supplémentaires pour approfondir vos connaissances et enrichir votre expérience du yoga du visage.

Récapitulatif des points clés et des techniques apprises

Au cours de ce voyage enrichissant à travers l'univers fascinant du yoga du visage, nous avons exploré une multitude de concepts, de techniques et de pratiques spécifiques qui visent à revitaliser, tonifier et rajeunir notre visage, tout en favorisant un équilibre global du corps et de l'esprit. Afin de vous offrir une synthèse claire et concise de tout ce que nous avons abordé, voici un récapitulatif des points clés et des techniques apprises au fil des chapitres.

Qu'est-ce que le Yoga du Visage ?

Le yoga du visage est une pratique ancestrale qui combine une série d'exercices, de massages et de postures spécifiques conçus pour cibler et stimuler les muscles, la peau et les tissus du visage. Cette méthode holistique vise à améliorer la circulation sanguine, à stimuler la production de collagène, à tonifier les muscles faciaux, à réduire les rides et les ridules, et à revitaliser la peau, tout en favorisant un bien-être global du corps et de l'esprit.

Bienfaits Physiques du Yoga du Visage

La pratique régulière du yoga du visage offre de nombreux bienfaits physiques, notamment l'amélioration de la circulation sanguine, la stimulation du collagène, la tonification des muscles du visage, la réduction des rides et des ridules, et la revitalisation de la peau. Ces bénéfices contribuent à une apparence plus jeune, plus éclatante et plus saine, en harmonie avec la beauté naturelle et authentique de chaque individu.

Bienfaits Émotionnels et Holistiques du Yoga du Visage

Au-delà des bienfaits physiques, le yoga du visage offre également des avantages émotionnels et holistiques significatifs. Cette pratique aide à réduire le stress, à améliorer la qualité du sommeil, à augmenter la confiance en soi, à renforcer l'estime de soi, à développer la conscience corporelle et la présence, et à favoriser une connexion profonde et authentique avec notre être intérieur. Ces bienfaits émotionnels et holistiques contribuent à un équilibre intérieur, à une harmonie personnelle et à un bien-être global qui se reflète à la fois à l'extérieur et à l'intérieur de nous.

Techniques Spécifiques du Yoga du Visage

Au cours de notre exploration, nous avons découvert une variété de techniques spécifiques du yoga du visage, notamment les étirements, les massages, les postures, les automassages, les points d'acupression, les routines beauté spécifiques pour différents types de peau, les solutions pour les problèmes courants (rides, ridules, relâchement cutané), les astuces pour un teint éclatant et lumineux, les routines matinales et/ou soirées, et l'intégration du yoga du visage avec d'autres soins de la peau. Chacune de ces techniques offre des bénéfices uniques et complémentaires qui contribuent à une approche holistique et intégrée du bien-être et de la beauté naturelle.

Encouragements pour continuer et persévérer dans la pratique

Le chemin du bien-être, de la beauté naturelle et de l'épanouissement personnel à travers le yoga du visage est une aventure continue, un voyage enrichissant qui nécessite dévouement, engagement et persévérance. Alors que vous vous engagez dans cette pratique transformative, voici quelques encouragements pour vous soutenir, vous inspirer et vous motiver à persévérer avec amour, détermination et enthousiasme.

Célébrez chaque progrès, petit ou grand

Chaque fois que vous pratiquez le yoga du visage, chaque moment que vous consacrez à prendre soin de votre visage et de votre bien-être est une victoire, un pas vers une peau plus saine, un visage plus éclatant et un être intérieur plus harmonieux. Célébrez chaque progrès, petit ou grand, chaque amélioration que vous observez, chaque sensation agréable que vous ressentez et chaque moment de connexion profonde avec vous-même. Cette reconnaissance et cette célébration nourrissent votre motivation, renforcent votre détermination et vous inspirent à continuer sur cette voie transformative avec passion et gratitude.

Soyez patient et bienveillant envers vous-même

La pratique du yoga du visage est un processus évolutif qui demande du temps, de la patience et de la bienveillance envers soi-même. Soyez patient avec votre progression, respectez votre rythme, écoutez votre corps et votre être intérieur, et accordez-vous la liberté d'explorer, d'apprendre et de grandir à votre propre manière et à votre propre rythme. La bienveillance envers vous-même, l'acceptation de vos imperfections et la valorisation de vos efforts contribuent à cultiver un état d'amour-propre, de confiance en soi et d'estime de soi qui renforce votre engagement, nourrit votre motivation et vous encourage à persévérer avec douceur et compassion.

Créez une routine régulière et intégrez le yoga du visage dans votre quotidien

Pour tirer le meilleur parti des bienfaits du yoga du visage et maintenir une pratique cohérente et durable, il est essentiel de créer une routine régulière et d'intégrer cette pratique transformative dans votre quotidien. Définissez des moments spécifiques chaque jour pour pratiquer, que ce soit le matin pour commencer votre journée avec énergie et vitalité, le soir pour vous détendre et vous relaxer après une journée bien remplie, ou à tout autre moment qui vous convient le mieux. En créant une routine régulière et en intégrant le yoga du visage dans votre quotidien, vous établissez un engagement solide, renforcez votre discipline et cultivez une habitude positive qui soutient votre bien-être, enrichit votre vie et vous inspire à persévérer avec constance et détermination.

Recherchez le soutien et la communauté

Se lancer dans la pratique du yoga du visage peut parfois être un voyage solitaire, mais il est important de se rappeler que vous n'êtes pas seul(e) sur cette voie et qu'il existe de nombreuses ressources, communautés et soutiens disponibles pour vous accompagner, vous inspirer et vous encourager dans votre pratique. Rejoignez des groupes, des forums en ligne, des ateliers, des cours ou des événements dédiés au yoga du visage pour partager vos expériences, échanger avec d'autres passionnés, recevoir des conseils, des encouragements et du soutien, et vous sentir connecté(e), soutenu(e) et inspiré(e) dans votre voyage de transformation.

En conclusion, la pratique du yoga du visage est un cadeau précieux que vous offrez à vous-même, une opportunité de prendre soin de votre visage, de nourrir votre bien-être intérieur et d'embrasser votre beauté naturelle avec amour, respect et gratitude. Alors, continuez à avancer avec confiance, détermination et joie, à explorer, à apprendre et à grandir à travers cette pratique transformative, et à cultiver un état d'épanouissement, de beauté et de bien-être qui illumine votre vie, enrichit votre existence et vous accompagne avec douceur et bienveillance tout au long de votre chemin de vie.

Ressources supplémentaires : livres, vidéos, formations

La pratique du yoga du visage est un voyage enrichissant et transformateur qui offre une multitude d'opportunités pour approfondir vos connaissances, perfectionner vos techniques et enrichir votre expérience personnelle. Afin de soutenir votre progression, de nourrir votre curiosité et de vous guider dans votre exploration continue du yoga du visage, voici une sélection de ressources supplémentaires, comprenant des livres inspirants, des vidéos éducatives et des formations professionnelles.

Livres inspirants sur le yoga du visage

L'exploration du yoga du visage est un voyage fascinant qui invite à la découverte, à l'apprentissage et à l'épanouissement personnel. Pour soutenir votre pratique, approfondir vos connaissances et nourrir votre passion pour cette discipline, il existe une variété de livres inspirants qui offrent des perspectives uniques, des techniques innovantes et des conseils précieux pour revitaliser votre peau, tonifier vos muscles faciaux et révéler votre beauté naturelle.

Ces ouvrages couvrent une gamme de sujets essentiels liés au yoga du visage, tels que les principes fondamentaux de la pratique, les bienfaits physiques et émotionnels, les techniques spécifiques d'exercices et de massages, les routines quotidiennes pour différents types de peau, ainsi que des réflexions profondes sur l'estime de soi, la confiance en soi et le bien-être holistique.

En explorant ces livres inspirants, vous trouverez une source d'inspiration inestimable, des conseils pratiques et des instructions détaillées pour enrichir votre expérience, approfondir votre compréhension et évoluer dans votre pratique personnelle du yoga du visage. Que vous soyez débutant curieux, amateur passionné ou chercheur avide de connaissances, ces livres vous guideront sur votre chemin de découverte, d'apprentissage et de transformation dans l'univers fascinant et enrichissant du yoga du visage.

Vidéos éducatives et tutoriels pratiques

Chaînes YouTube dédiées au yoga du visage : De nombreuses chaînes YouTube propose des vidéos éducatives, des tutoriels pratiques et des démonstrations en direct pour vous guider pas à pas dans la pratique du yoga du visage, vous montrer les techniques spécifiques, les exercices ciblés et les routines complètes, et vous inspirer à explorer, expérimenter et évoluer dans votre pratique personnelle.

Cours en ligne et programmes vidéo

Des cours en ligne, des programmes vidéo et des séances guidées sont disponibles sur diverses plateformes d'apprentissage en ligne, offrant une formation professionnelle, des conseils experts et des méthodes éprouvées pour maîtriser le yoga du visage, perfectionner vos compétences et intégrer cette pratique transformative dans votre vie quotidienne.

Formations professionnelles et ateliers spécialisés

Ateliers et séminaires : Des ateliers, des séminaires et des événements spécialisés sont organisés régulièrement par des experts en yoga du visage, des praticiens expérimentés et des éducateurs qualifiés, offrant l'opportunité d'apprendre directement auprès des meilleurs, d'échanger avec des passionnés et de recevoir un soutien personnalisé pour approfondir votre compréhension, améliorer vos compétences et enrichir votre pratique.

Formations professionnelles certifiées : Des formations professionnelles certifiées en yoga du visage sont proposées par des instituts spécialisés, des écoles de beauté et des organisations reconnues, fournissant une éducation approfondie, une formation pratique et une certification officielle pour devenir praticien ou enseignant de yoga du visage, développer une carrière professionnelle enrichissante et contribuer à l'épanouissement, au bien-être et à la beauté des autres.

En conclusion, les ressources supplémentaires disponibles pour le yoga du visage sont vastes, variées et accessibles à tous, offrant une multitude d'opportunités pour apprendre, grandir et s'épanouir dans cette pratique transformative. Que vous soyez débutant, amateur passionné ou professionnel expérimenté, que vous cherchiez à explorer, à approfondir ou à perfectionner votre pratique du yoga du visage, il existe une ressource adaptée à vos besoins, à vos intérêts et à vos aspirations, vous guidant sur votre chemin de découverte, d'apprentissage et d'épanouissement dans l'univers fascinant du yoga du visage.

Le yoga du visage est bien plus qu'une simple pratique de beauté ; c'est un voyage vers la découverte de soi, la revitalisation de la peau et l'épanouissement intérieur. À travers les différentes techniques, exercices et routines présentés dans cet ouvrage, vous avez appris à prendre soin de votre visage de manière naturelle, à renforcer votre bien-être mental et émotionnel, et à cultiver une estime de soi positive et confiante. En intégrant le yoga du visage dans votre quotidien, vous embrassez une approche holistique de la beauté et du bien-être, où la santé, la beauté naturelle et la sérénité intérieure se conjuguent harmonieusement pour vous accompagner sur le chemin d'une vie équilibrée, éclatante et épanouissante. Continuez à pratiquer avec amour, dévouement et gratitude, et laissez votre beauté naturelle rayonner à travers chaque sourire, chaque regard et chaque moment de connexion profonde avec vous-même.